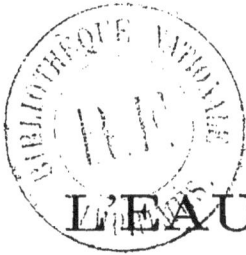

L'EAU DE MER

CONSIDÉRÉE AU POINT DE VUE MÉDICAL

par le Dr ADRIEN SICARD.

> Le meilleur moyen de cacher son igno-
> rance, c'est de ne parler que des choses
> qu'on a étudiées avec soin.
>
> EMILE DE GIRARDIN.

Le 23 janvier 1867, nous soumettions à la Commission scientifique du Comité médical des Bouches-du-Rhône nos *Etudes microscopiques sur l'eau de mer considérée au point de vue médical*. Une discussion très sérieuse s'engagea sur ces travaux qui, plus tard, furent livrés à la publicité.

Le bienveillant accueil que vous avez fait à nos études nous oblige de les continuer, et nous venons aujourd'hui vous prier de nous accorder quelques instants, pour esquisser en peu de mots les résultats que nous avons obtenus.

La thèse que nous soutenions et dans laquelle nous vous disions alors : « Il est positif, d'après nos études, que l'eau « de mer subit des transformations particulières, selon les « époques de l'année et les végétaux ou animaux qui se « développent dans ce liquide » est aujourd'hui un fait positif acquis à la science. En effet, depuis sept années consécutives que nous étudions la même eau présentée au

Comité médical des Bouches-du-Rhône, elle nous a re-produit régulièrement deux fois par an le phénomène de se transformer en un liquide vert émeraude, revenant à son état normal au bout d'un temps plus ou moins long.

Les mêmes douleurs que nous avions éprouvées, lorsque nous plongions notre main malade dans cette eau de mer, se sont reproduites à nouveau dans ces circonstances ; ce qui met hors de doute que ces douleurs sont évidemment dues au contact de cette eau verte avec le rameau nerveux, recouvert d'une peau très mince qui se trouve à notre pouce droit.

Vous savez tous que rien dans la nature ne marche au hasard : tout a sa règle, et tout est déterminé par une puissance qui nous dit rarement son secret ; ce secret, on peut l'arracher à force de travail et de persévérance. C'est vers ce but que doivent tendre les efforts des hommes d'é-tude, car il n'est pas donné à tout le monde de pénétrer les secrets de la nature, ce grand livre ouvert à tous, mais dont peu de gens connaissent l'alphabet.

Pour étudier à fond l'eau de mer au point de vue mé-dical, il ne s'agit pas seulement, croyons-nous, de se pro-curer ce liquide dans la Méditerranée, seule eau que nous ayons étudiée ; il faut d'abord observer dans la mer les effets d'optique ou autres qui s'y produisent, les végétaux et ani-maux qui se rencontrent dans certaines contrées, et arri-ver, si c'est possible, à pénétrer dans des profondeurs inconnues, afin d'y étudier les phénomènes qui se pro-duisent sur les végétaux et animaux de ces régions, pour tâcher de savoir si l'on pourrait arracher à la nature quelques-uns de ces secrets qui changent quelquefois la face des connaissances humaines.

C'est en vain que l'on torture la nature par les moyens chimiques ou autres ; si, dans ce cas, elle nous permet de pénétrer quelques-unes de ses mystérieuses compositions, elle n'en reste pas moins lettre close pour maints secrets qui, une fois trouvés, peuvent nous expliquer comment se produisent dans cet immense laboratoire dont nous avons déjà extrait tant de médicaments héroïques, des phénomènes inconnus et générateurs ou aidant au développement de ces plantes ou animaux, qu'on rencontre seulement dans telle ou telle contrée, tandis qu'ils sont complètement inconnus quelquefois à une très petite distance de leur lieu de production. Du jour où ce secret sera divulgué, l'eau de mer, considérée au point de vue médical, aura fait un grand pas.

Imbu de ces idées, nous nous sommes mis au travail avec persévérance, pendant neuf années, sans désemparer un seul jour, et nous pouvons prouver aujourd'hui à tous ceux qui voudront bien visiter nos appareils qu'il est possible d'avoir de l'eau de mer chez soi, de lui donner des qualités spéciales, selon les pierres chargées de végétaux ou animaux qu'on y élève; que cette eau, dont l'évaporation seule est remplacée de temps en temps par de l'eau douce, en ayant le soin de ne pas laisser l'appareil subir un déchet de plus d'un centimètre de liquide sans le remettre à niveau, se trouve dans des conditions identiques à l'eau de mer que l'on prend dans la Méditerranée ; qu'elle produit les mêmes végétaux, à tel point que les animaux transportés d'un endroit à l'autre et avec les précautions voulues peuvent vivre et même se reproduire.

Il est même démontré par expérience que des pierres et madrépores apportés des extrémités du monde, ayant séjourné 40 années dans l'air atmosphérique sans aucune précaution, peuvent donner naissance à des végétaux qui se reproduisent eux-mêmes identiquement, formant ainsi un fonds spécial et particulier.

Des études journalières et spéciales que nous avons faites sur la température, la salure, les différentes saveurs ou odeurs qui se développent successivement dans l'eau de mer toujours la même, soumise aux conditions atmosphériques identiques et étudiée simultanément dans 40 vases de différentes formes et d'une contenance partant d'une quantité minime jusqu'à 140 litres, il résulte les propositions suivantes :

1° L'eau de mer subit des changements de température, de salure, de saveur et d'odeur qui varient selon qu'on élève dans cette eau tels ou tels végétaux ou animaux;

2° Que ce liquide se modifie toujours identiquement, suivant les quatre saisons de l'année, et que, dans ces moments, il se développe instantanément des végétaux et animaux microscopiques qui changent complètement la nature de l'eau de mer.

Les études au pèse-sel, suivies attentivement, prouvent que dans la même eau, à la même température et dans la même journée, l'on trouve des variations dans les degrés de salure, sans qu'il nous soit encore possible d'indiquer la cause de ce phénomène.

Les différentes couleurs de l'eau de mer qu'on a jusqu'à ce jour attribuées à la différence de réfraction des rayons solaires dans ce liquide, sont dues : tantôt au degré de végétation de certaines plantes; d'autres fois, à la décomposition des végétaux ou à celle de certains animaux et à la production instantanée des myriades d'animaux et végétaux microscopiques, les uns éphémères, d'autres ayant une vie plus ou moins longue.

Il se développe dans l'eau de mer et souvent dans la même journée, suivant la température, le contenu de cette eau et quelquefois dans les mêmes conditions atmosphé-

riques ou de salure, maintes saveurs particulières et spéciales, dont nous allons vous donner la nomenclature.

Les saveurs dont nous allons vous entretenir ne peuvent
être attribuées aux dispositions particulières du goût de
l'expérimentateur, car ces études ont été renouvelées des
millions de fois, soit à jeun, soit après les repas, soit dans
toutes les circonstances possibles, afin d'obtenir de la nature qu'elle nous donne son secret.

Passons en revue quelques-unes de ces saveurs : très
amère; salée; abricot; abricot-pêche: moule; aigre; ré-
glisse; fumée; amertume particulière; goût et saveur
aromatiques plus ou moins variables; quelquefois amertume sans salure et salure sans amertume; âpre; goût
d'éponge, de poisson, de musc, de safran, d'ail, d'oursin
et autres, qu'il serait trop long d'énumérer.

Une observation très curieuse et que nous tenons à
constater, c'est que la saveur de moule, par exemple, se
trouve dans une eau de mer qui ne contient pas ce mol-
lusque, tandis qu'au même moment et dans les mêmes
conditions, celle qui contient des moules et leur permet
de vivre, a la saveur très salée et très amère ou autres. Cet
exemple vous indique qu'il en est de même pour toutes
les autres saveurs.

Toute personne qui a pris des bains de mer, ou qui a
plongé ses mains ou ses bras dans ce liquide, a pu re-
marquer que selon les jours, la couche laissée sur la peau
est plus ou moins onctueuse, et que les sensations de
froid, de chaleur, ou toutes autres, sont différentes chez le
même individu.

Cette simple observation que nous avons faite pendant
de longues années avait attiré notre attention et nous nous
demandions quelles étaient les causes de ce fait et si l'on
ne pourrait pas en tirer des indications thérapeutiques.

Nous pouvons aujourd'hui donner notre opinion basée non-seulement sur les sensations perçues, mais encore sur des faits palpables et visibles pour tout le monde.

Désireux de nous renfermer dans la seule eau verte qui avait été précédemment soumise au Comité médical, nous vous présentons 35 planches prises sur nature et qui vous remémoreront les effets apparents produits sur la peau dans les différentes circonstances où s'est présentée l'eau de mer en question. Nous avons fait le même travail pour d'autres eaux de mer et nous possédons 200 exemplaires véridiques à l'appui de nos assertions.

Nous croyons devoir vous apprendre de quelle manière nous avons procédé pour obtenir les empreintes que nous mettons sous vos yeux.

Une feuille de papier bien lisse est placée à la surface de l'eau ; c'est ainsi qu'il s'y dépose les objets que vous distinguez à l'œil nu et ceux que l'on y observe au moyen de verres grossissants.

Il est impossible à qui que ce soit qui jette un coup-d'œil sur cette collection de pouvoir affirmer que l'empreinte laissée sur la peau par les études faites le 24 février 1872 (1) est identique à celle du 27 février (7); celle du 3 mars (14) identique à celle des 12 (23), 14 (24), 15 (25), 18 (26) et 22 (32) du même mois.

S'il y a des différences visibles à l'œil, il y en a de bien plus grandes dans l'absorption de ces eaux de mer, car l'on est forcé d'admettre que cette simple couche est le résidu de l'eau absorbée par les pores de la peau; d'où il résulte nécessairement que l'eau introduite dans l'économie comporte avec elle une partie des substances que nous pouvons voir.

Vous vous rappelez que, dans nos études microscopiques sur l'eau de mer, nous vous avons démontré que l'eau verte conservait cette couleur en étant filtrée, même à travers plusieurs papiers superposés ; or, les pores de la peau plongés dans un liquide ont les bouches d'absorption bien autrement grandes que celles des pores du papier à filtrer.

L'eau de mer laisse la peau plus ou moins douce au toucher, et dans maintes circonstances, elle produit des sensations différentes sur le patient, selon l'état particulier du sujet ou celui de l'eau.

Pour nous résumer, nous dirons que l'eau de mer doit s'ordonner avec la plus grande circonspection, lorsqu'il s'agit de son emploi comme bains médicinaux, et nous pensons, d'après nos études, que telle ou telle eau de mer prise en douches ou en bains peut servir dans maints états nerveux comme un remède des plus efficaces, mais il faut étudier son action sur l'économie avec le plus grand soin, afin de se rendre compte des résultats obtenus.

L'on doit toujours engager les malades qui prennent des bains de mer à rester quelques instants sans s'essuyer. tandis que la plupart de ceux qui vont à l'établissement des Catalans ont le tort de se mettre sous la douche d'eau froide pour, disent-ils, se dépoisser.

Nous aurions pu nous étendre plus longuement sur le sujet que nous soumettons à votre étude, mais nous partageons l'opinion de G. Zimmermann qui nous dit dans son *Traité de l'expérience en général et en particulier dans l'art de guérir* que : « de bonnes observations ne « peuvent être mêlées de raisonnements ; il faut écrire les « phénomènes qui se présentent dans la nature, tels qu'on « les voit et non tels qu'on les juge. »

Marseille, 26 mars 1872.

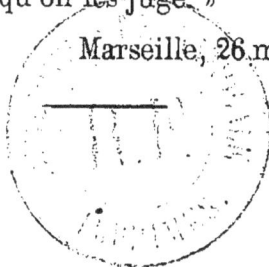

MARSEILLE. — Typ. et Lith. CAYER & C¹ᵉ, rue Saint-Ferréol, 57.

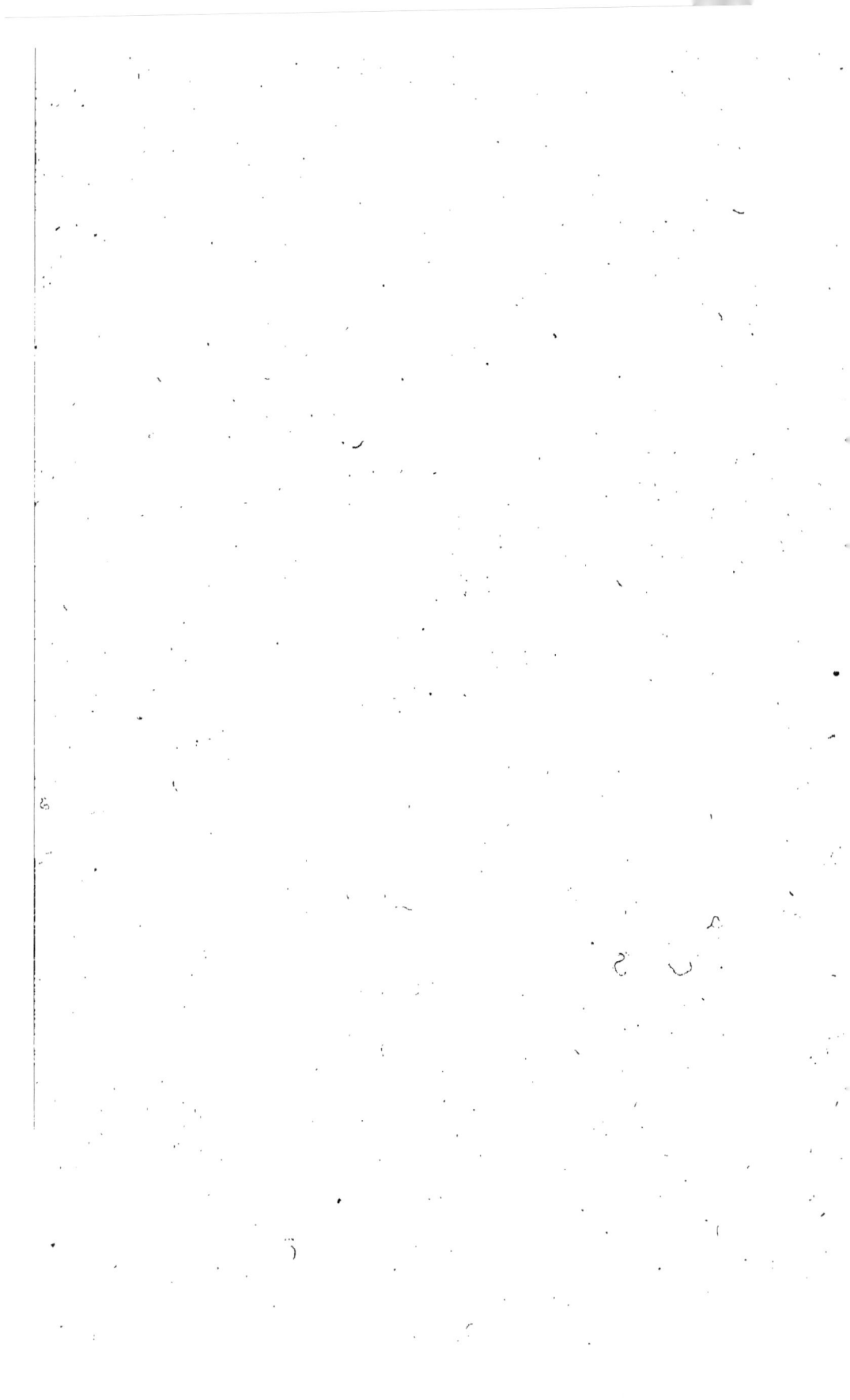

UTILITÉ
DES BAINS DE MER

CHEZ LES ENFANTS

Par le docteur E. CHALLE

Membre de l'Académie de La Rochelle

Ancien externe des Hôpitaux de Paris (Médaille de bronze)

Licencié en Droit.

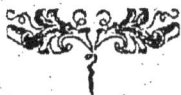

LA ROCHELLE

IMPRIMERIE ROCHELAISE : P. DUBOIS, IMP.

—

1882

UTILITÉ
DES BAINS DE MER

CHEZ LES ENFANTS

Par le docteur E. CHALLE

Membre de l'Académie de La Rochelle

Ancien externe des Hôpitaux de Paris (Médaille de bronze)

Licencié en Droit.

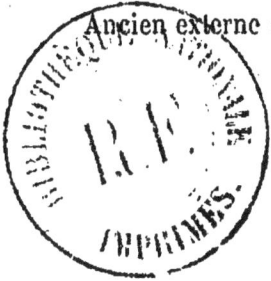

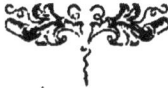

LA ROCHELLE

IMPRIMERIE ROCHELAISE : P. DUBOIS, IMP.

—

1882

UTILITÉ

DES BAINS DE MER

CHEZ LES ENFANTS.

———

L'expérience nous a montré l'heureuse efficacité des
bains de mer chez les enfants dans les diverses débilités
auxquelles ils sont sujets et particulièrement dans le
lymphatisme et le rachitisme. Nous essayons de consigner
le résultat de nos observations dans cet opuscule ; nous
l'avons écrit pour les gens du monde et il n'est pas
nécessaire d'être initié aux études médicales pour le lire
avec fruit. Cette étude nous paraît d'autant plus
intéressante qu'à la question d'hygiène et de médecine
privée, s'en joint une d'humanité et d'Économie sociale.
Les statistiques prouvent que la population décroît en
France et que l'une des causes de cette diminution est
dans l'affaiblissement et la mortalité des enfants, surtout
de ceux qui appartiennent aux classes pauvres, Il importe

donc de chercher des remèdes à ces maux, et s'il est vrai que le traitement maritime est celui qui leur convient le mieux, d'aviser au moyen de le mettre à la portée des populations nécessiteuses qui habitent l'intérieur des terres et surtout les grandes villes.

DE LA SCROFULE

DE SES CAUSES ET DE SES REMÈDES

Les bains de mer et le séjour au bord de l'Océan conviennent surtout aux enfants, parce qu'à cet âge la vie domine dans les systèmes lymphatique et osseux, et que c'est à ces éléments organiques que s'adressent de préférence les principes reconstituants que nous pouvons puiser dans la mer. Le traitement maritime est le spécifique des maladies lymphatiques.

Parmi les jeunes gens et les adultes, ceux à qui les bains de mer conviennent le mieux sont précisément ceux dont le tempérament se rapproche de celui du jeune âge. Nous avons dit que le tempérament lymphatique était normal chez les enfants ; mais on le rencontre aussi chez la plupart des femmes et chez un certain nombre d'hommes adultes qui sont du reste bien portants. Le lymphatisme n'est

pas une maladie, mais il prédispose à certaines
maladies que les bains de mer et tout l'ensemble du
traitement maritime sont efficaces à prévenir avant
leur apparition, et à guérir lorsqu'elles ont déjà
affecté l'organisme. Ces terribles affections, s'il faut
les appeler par leurs noms, sont les maladies scro-
fuleuses et le rachitisme. La scrofule, cette plaie
sociale, ce fléau de l'enfance, ravage les populations
de nos grandes villes. Nous ne pouvons pas nous
arrêter à en décrire les nombreuses manifestations;
qu'il nous suffise d'en signaler les causes et les
remèdes.

Les causes en sont toutes les misères physiques et
morales : misères publiques, misères privées ; toutes
les mauvaises conditions hygiéniques qui tiennent
soit à l'individu, soit à l'état social : agglomération
de la population dans les grandes villes, privation
d'air, de lumière, d'une nourriture saine et suffi-
sante ; démoralisation, ignorance, paresse, manque
de sobriété et de chasteté, etc. En signaler les causes
c'est en indiquer les remèdes : moraliser, instruire,
ne pas éloigner les enfants de la religion ; assainir les
villes, maintenir le niveau des salaires ; procurer
une alimentation saine et réparatrice ; protéger les

enfants depuis la demeure de la nourrice jusqu'à l'atelier; favoriser les jeux et les exercices en plein air, la gymnastique élémentaire; en un mot, faire fonctionner l'organisme et pourvoir à sa réparation. Et avec tout cela le remède souverain pour prévenir et pour guérir, le séjour dans l'atmosphère maritime et les bains de mer. Actuellement ce remède n'est guère qu'à la portée des classes riches; il s'agirait de le mettre à la portée des pauvres, en créant sur nos plages des asiles où l'on enverrait les enfants des classes nécessiteuses. Là, ces petits êtres trouveraient ce qui leur manque : atmosphère tonique et excitante de la mer, lumière, chaleur, nourriture, vêtement, joie et moralité; la charité chrétienne enfin douce et bienfaisante, dont ils pourraient user aussi longtemps qu'il leur serait utile.

L'influence des grands centres de population est tellement pernicieuse pour l'humanité que l'on peut dire que l'espèce humaine ne s'acclimate pas à Paris, ni à Londres. Nous n'avons jamais rencontré une troisième génération de Parisiens vivant dans les conditions ordinaires. Un homme robuste qui vient demeurer à Paris peut espérer y vivre la vie moyenne, mais ses enfants sont scrofuleux ou phthisiques, et ils ne produisent pas eux-mêmes de rejetons viables. Nous n'entendons pas parler de ceux à qui la fortune permet des voyages, l'équitation, la gymnastique et des séjours réparateurs à la campagne et sur le rivage de la mer.

Il y a deux sortes de scrofules : la scrofule acquise et l'héréditaire. La première est celle qui tient aux mauvaises conditions hygiéniques et morales, auxquelles l'enfant s'est trouvé exposé ; la scrofule héréditaire est celle dont l'enfant apporte le germe en naissant et qu'il tient de ses parents. La scrofule acquise amoindrit l'individu, l'héréditaire amoindrit la race. Il est bien plus difficile de relever la race que l'individu. Le vice s'est enraciné en se prolongeant d'une génération à l'autre.

On distingue aussi la scrofule des pauvres et celle des riches. Cette affection présente une grande ténacité chez les riches. « En effet, alors même que la scrofule du pauvre serait héréditaire, mieux que celle du riche, dit le docteur Chauffard, elle ressent les actions bienfaisantes auxquelles on la soumet. L'air, la lumière, une alimentation convenable dont l'enfant pauvre a été privé, ont une rapide et merveilleuse influence sur lui, aussitôt qu'il est mis à leur contact ;

l'enfant du riche à qui ces avantages n'ont jamais fait défaut est à peine modifié par eux. » C'est par une raison analogue d'accoutumance que les bains de mer ont une efficacité très faible sur l'enfant du pêcheur et du marin lorsqu'il devient scrofuleux.

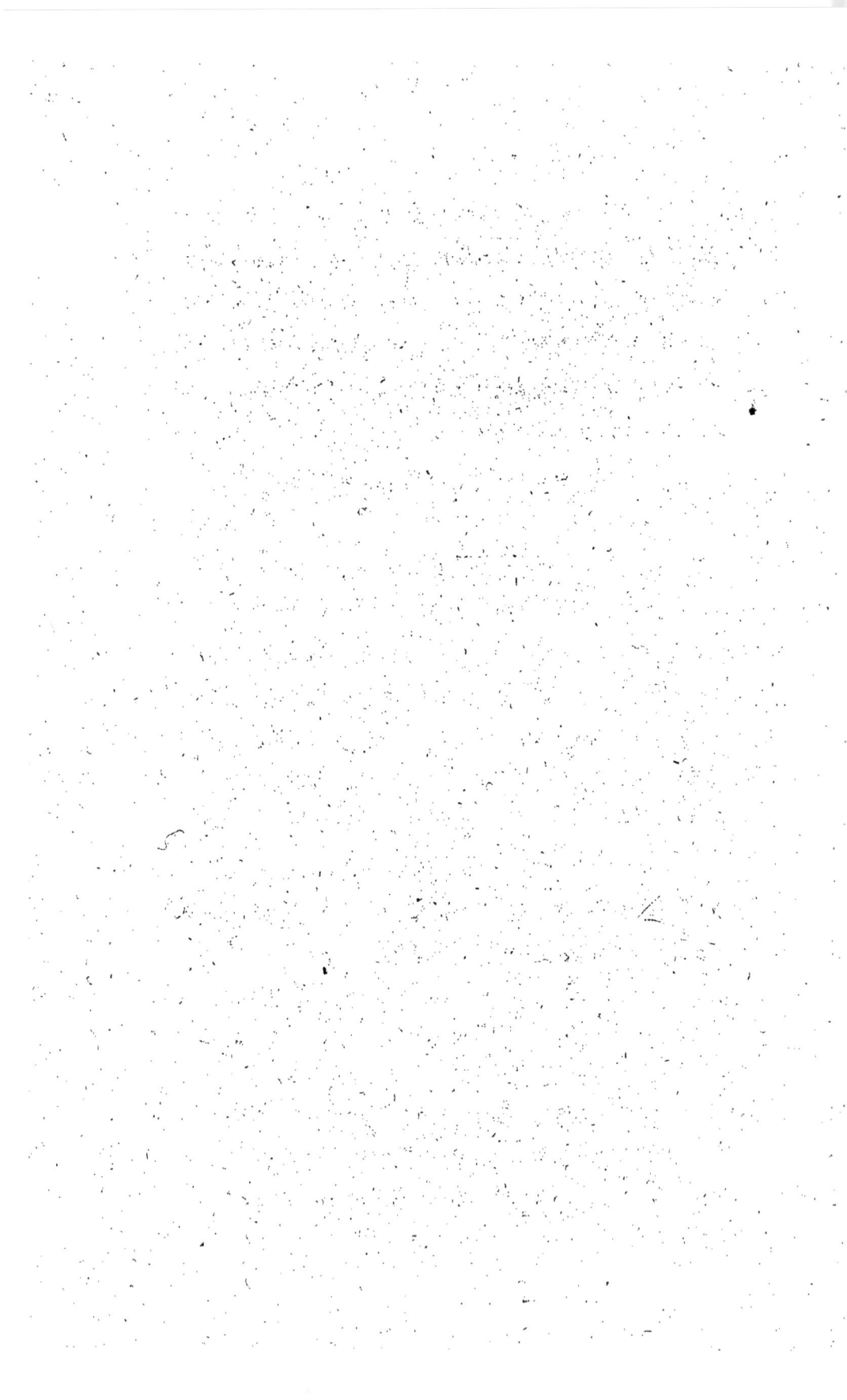

DES BAINS DE MER

ET DU SÉJOUR AU BORD DE LA MER

Le traitement maritime est très complexe. Il produit les effets de l'hydrothérapie et des bains ordinaires, et il a de plus une action spéciale due aux principes contenus dans la mer. Non-seulement il stimule, mais il fortifie, reconstitue et modifie profondément l'organisme. Pour mettre de l'ordre dans cette étude, nous considérerons séparément l'action de l'air marin variable selon la plage qu'on a choisie, et l'action de l'eau de mer variable suivant la forme, la température et la durée du bain.

ACTION DE L'AIR MARIN.

L'air de la mer entre dans le traitement maritime pour une part tellement considérable qu'on est allé jusqu'à dire que les bains de mer ne sont qu'un accessoire. Il agit avant tout sur la respiration qu'il rend plus active et plus régulière. Le sang devient plus rouge et plus animé, et par suite la circulation, la chaleur, l'appétit, toutes les fonctions de la vie sont augmentées et développées. C'est que l'air de la mer est à la fois plus dense, plus pur, plus vif, plus agité, plus pénétré de lumière et d'électricité que l'air des continents. Les expériences démontrent que l'ozone n'est nulle part plus abondant que sur les bords de la mer, la vapeur d'eau y est également répartie, enfin il est imprégné de sel marin; pour s'en assurer il suffit de passer la langue sur ses lèvres, après une promenade au bord de la mer, surtout lorsque le vent souffle du large.

L'air marin agit aussi sur le système nerveux qui préside au mouvement et à la sensibilité : il le remonte et il calme la douleur, quand elle est causée par la faiblesse.

DU CHOIX DE LA PLAGE.

Les effets de l'air marin varient avec la latitude et l'exposition de la plage, et il est avantageux de la bien choisir suivant les divers tempéraments et constitutions des enfants.

Nos côtes de France peuvent, au point de vue du climat, se diviser en trois régions :

1° La région du nord, qui s'étend de l'embouchure de la Loire à Dunkerque. Son exposition générale est au nord-ouest ; ses plages sont battues par une mer agitée ; son climat est vif et saturé d'air marin. Il semble que l'action en doive être trop excitante pour les constitutions nerveuses de notre époque. Cependant, chaque année, les Parisiens s'y portent en grand nombre et ils s'en trouvent bien. « L'enfance, dit M. Dutrouleau, est l'âge où s'établit le plus facilement la tolérance aux climats les plus vifs, et où la sensibilité même exaltée, quand elle se lie au lymphatisme et à la scrofule, se calme le plus promptement par des agents hygiéniques qui seraient des excitants pour un autre âge. » Malgré tout nous croyons plus avantageux, dans un très grand nombre de cas, de choisir une plage plus douce.

2° La deuxième région de nos côtes s'étend de l'embouchure de la Loire à la frontière d'Espagne. Elle est dirigée du nord au sud, au fond du golfe de Gascogne, et formée en grande partie de plages sablonneuses souvent accidentées de dunes. Exposée au sud-ouest, les vents lui arrivent saturés d'air marin après avoir effleuré l'Océan Atlantique. La température moyenne de cette région est beaucoup plus tiède que celle de la précédente; l'air en est imprégné des senteurs des plantes aromatiques et des forêts de pins qui abondent sur ces rivages. Il est moins excitant que celui de la région du nord et convient mieux aux constitutions nerveuses, à la phthisie pulmonaire et aux maladies du cœur.

3° Enfin, la troisième région comprend les côtes françaises de la Méditerranée. C'est le climat des pays chauds qu'on y trouve pendant la saison des bains. Autant ces plages sont favorables à certaines constitutions délicates pendant l'hiver, autant elles doivent être évitées pendant l'été. Le climat en est du reste moins marin que les deux autres. Le mistral, vent sec et violent du sud-ouest, y souffle périodiquement et repousse l'air marin du rivage.

Notre deuxième région maritime qui est celle du golfe de Gascogne doit être préférée pour le plus grand nombre des enfants. Son action sans être aussi excitante que celle des plages du nord, l'est suffisamment et convient généralement mieux aux constitutions nerveuses. Au cas où elle serait encore trop stimulante, on pourrait la tempérer par l'aménagement de nos établissements de bains et par les gradations infinies qu'on peut établir depuis le bain de lame jusqu'au bain tiède et au bain chaud.

DE L'EAU DE MER ; DE SON EMPLOI.
DURÉE ET FORMES DIVERSES DES BAINS DE MER.

Après avoir établi l'efficacité de l'air marin variable suivant la plage, nous allons parler du bain dans l'eau de mer.

Le bain de mer peut être froid, tiède ou chaud. Le premier est le plus usité ; c'est ce qu'on appelle le bain de lame.

Le bain de lame a d'abord l'action du bain froid ordinaire, mais avec une puissance plus grande qui tient à la pression, à l'agitation de l'eau et aux sels qu'elle contient. Ces sels stimulent la peau et rendent la réaction beaucoup plus vive et plus prompte ; les marins le savent bien et ils ne craignent pas d'être trempés d'eau de mer. Les bains de mer ont de plus une action médicamenteuse spéciale qu'on ne trouve pas dans l'eau ordinaire et qui est accrue quand ils sont tièdes ou chauds.

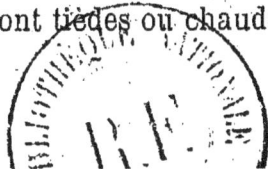

Pour que le bain de lame soit bien tonique et reconstituant, sa durée ne doit pas dépasser trois à quinze minutes, suivant l'âge et la force du baigneur et l'habitude qu'il a du bain. Il faut que la durée du bain soit proportionnée à la réaction qui s'opère à la sortie de l'eau.

Voici ce qui se passe quand on prend un bain froid; on le divise en trois périodes : On ressent d'abord un frisson et une dépression des forces variable suivant les individus. Puis vient la seconde période caractérisée par une sensation de bien-être et de chaleur relative dont la durée est d'autant plus longue que le frisson du début a été moins intense. Si l'on demeurait trop longtemps dans l'eau, il surviendrait un deuxième frisson, frisson secondaire qu'il faut avoir soin d'éviter pour que le bain soit salutaire et que la réaction s'opère bien au sortir de l'eau. C'est cette troisième période de réaction qu'on recherche pour donner à l'organisme l'occasion de déployer et d'accroître ses forces. Un bain de pieds chaud et un verre de vin stimulant donnés à la sortie de l'eau la favorisent. Il est exceptionnel qu'avec ces précautions on ne puisse supporter les bains de mer froids. Cependant on rencontre de rares personnes qui, en entrant dans l'eau de mer, éprouvent une sensation d'angoisse insurmontable ; ce sont des personnes éminemment nerveuses ou douées d'une idiosyncrasie particulière ; ce sont des enfants au moment d'une croissance rapide. Chez ces baigneurs les premières immersions ne doivent pas durer plus de huit à douze secondes, et on en augmente progressivement la durée à mesure que la tolérance s'établit. Enfin, on peut modifier pour eux l'action hydrothérapique du bain de mer froid par des gradations bien ménagées ; et au moyen de la piscine qui existe dans certains établissements, on passe par tous les intermédiaires depuis le bain tiède jusqu'au bain de lame.

DES BAINS DE MER TIÈDES ET CHAUDS.

Le bain est réputé chaud à la température de 30° à 38° centigrades ; entre 25° et 30° il est dit tiède.

Le bain chaud est stimulant comme le bain froid, mais ce n'est pas par le même mode d'action. Il ne procure pas la réaction qu'on recherche dans le bain froid, mais il produit d'emblée une stimulation générale qui se maintient sans être remplacée par la lassitude qui suit le bain froid. Il convient donc aux sujets débiles, aux enfants affaiblis, aux personnes âgées qu'il tonifie sans les fatiguer.

Le bain tiède d'eau douce n'a aucune action stimulante, il est simplement sédatif. Mais lorsqu'il est donné avec de l'eau de mer, il emprunte aux sels marins leurs propriétés excitantes et toniques. Le bain de mer tiède n'est pas assez usité. Pendant la mauvaise saison, alors qu'on ne peut aller à la plage, on pourrait en faire un usage très salutaire, et dans une atmosphère uniforme se baigner sans se refroidir, et profiter ainsi en tout temps du traitement maritime.

Les bains de mer tièdes et chauds conservent toutes les propriétés médicamenteuses de l'eau de mer qui sont peut-être encore accrues. En effet, outre l'action locale des sels marins sur la peau dont nous avons parlé, l'eau de mer est absorbée, les sels sont introduits dans le sang et produisent une action générale et profonde sur l'organisme.

Voici une analyse de l'eau de mer de la Manche qui a été faite par M. Régnault :

Eau 96.470
Chlorure de sodium 2.700

Chlorure de potassium. . . .	0.070
Chlorure de magnésium. . .	0.360
Sulfate de magnésie.	0.230
Sulfate de chaux.	0.140
Carbonate de chaux.	0.003
Bromure de potassium. . . .	0.002
Perte	0.025
	100.000

L'eau de mer contient en outre des substances organiques qui font qu'elle se putréfie si vite en produisant de l'hydrogène sulfuré et du sulfhydrate d'ammoniaque.

C'est la première et la plus importante des eaux minérales, et si elle n'était pas répandue dans l'univers entier, l'univers entier courrait à cette source merveilleuse. C'est une eau chlorurée-sodique forte et froide. A haute dose elle est purgative, cet effet s'obtient par deux à quatre verres. Mais à faible dose, soit qu'on la prenne en boisson, soit qu'on en absorbe les principes médicamenteux par la pratique des bains de mer, à faible dose elle est excitante, tonique, reconstituante et elle a une action spéciale contre le lymphatisme et la scrofule. Quelques médecins la font prendre intérieurement à la dose de une à quatre cuillerées à bouche par jour, suivant l'âge et la force du malade.

RÉGIME DES ENFANTS AU BORD DE LA MER

Le régime doit dominer le traitement des maladies chroniques et il tient particulièrement une place importante dans le traitement maritime. Et puisque l'atmosphère marine y joue un si grand rôle, le régime spécial des enfants que nous conduisons au bord de la mer, tendra à les en imprégner le plus possible.

L'habitation sera exposée à l'air et à la vue de la mer. Il n'est pas utile d'y chercher le bien-être de la vie ordinaire, mais on choisira des pièces vastes, aérées et s'ouvrant sur le dehors en pleine lumière. Le sommeil dans des chambres étroites vicie l'air et empêche le développement des enfants et des adolescents ; il engendre la plupart des maladies chroniques, la scrofule, la tuberculose, les maladies des os et du cœur ; il favorise l'extension de la fièvre typhoïde et des épidémies. Un homme a besoin en moyenne de dix mètres cubes d'air par jour pour respirer,

et dans des pièces plus étroites nous suffoquerions
si la ventilation ne suppléait à l'étendue des apparte-
tements.

Au lieu de rechercher aux bains de mer l'existence
commode de la vie moderne, il serait plus utile d'en
écarter la mollesse et d'habituer les enfants à une
vie ferme qui fortifie leurs membres et les rende
agiles : se lever et se coucher de bonne heure, prati-
quer les exercices en plein air, les promenades, la
pêche, le maniement de la rame, autant que l'âge et
la constitution du sujet le permettent. « On va chercher
à la mer les plaisirs qui fortifient et non pas ceux
qui énervent, » dit le docteur Brochard ; il y faut
proscrire les veillées prolongées par lesquelles on
fait de la nuit le jour et du jour la nuit. La nuit, chez
les enfants surtout, doit être consacrée à un sommeil
réparateur, et non pas aux danses et à l'agitation
dans des salons où une foule entassée vicie l'atmosphère. La danse n'est pas par elle-même un exercice
contraire à la santé ; elle ne le devient que par la
manière dont on la pratique et par les circonstances
qui l'accompagnent ordinairement. Bien conduite
elle serait salutaire en imprimant à un grand nombre
de muscles des mouvements cadencés et variés qui

donnent au maintien de l'élégance et de la souplesse.

L'escrime est aussi un exercice utile pour donner de l'agilité, de l'assurance et de la force aux membres supérieurs, du développement à la poitrine, de la justesse au coup d'œil. Il faut avoir soin d'exercer alternativement les deux côtés du corps, afin que la force et l'adresse soient également réparties.

La natation fait agir un grand nombre de muscles. Comme l'escrime, elle favorise l'ampliation de la poitrine. Mais il en faut user modérément. Le bain de mer, avons-nous dit, doit être court : sa durée ne doit jamais dépasser quinze minutes ; dans cet espace de temps on ne peut guère se livrer à de grands mouvements natatoires. Ces exercices seront surveillés et proportionnés aux forces des sujets ; pour peu que les jeunes gens soient prédisposés aux maladies du cœur et du poumon, ils en activeraient la marche. Sydenham leur préférait de beaucoup l'équitation qu'il conseillait jusque dans une période avancée de la phthisie.

Mais de tous les exercices du corps la gymnastique proprement dite est celui qui l'emporte par l'égale répartition de l'activité dans tous les membres et toutes les parties du corps. Les anciens là mettaient

au premier plan dans l'éducation de la jeunesse. Elle
est d'autant plus utile qu'on est voué davantage à
une vie sédentaire, à des travaux intellectuels et
qu'on s'occupe de développer les fonctions du
cerveau. Lorsque les divers exercices gymnastiques
sont bien combinés, ils développent l'ensemble du
système musculaire et s'opposent ainsi à la prédomi-
nance trop grande du système cérébral. On les mettra
à la portée de nos petits baigneurs sur nos plages
maritimes.

Les vêtements seront en rapport avec cette vie de
mouvement en plein air. Ils seront larges, aisés, et
permettront à l'air de circuler facilement à la surface
du corps, et aux muscles d'agir sans contrainte. Les
étoffes de laine plus ou moins légères, suivant la température et le moment de la journée, sont celles qui
conviennent le mieux.

L'alimentation sera variée et réparatrice. Les
exercices du corps ne sont utiles qu'à la condition
que les forces soient réparées. Les produits de la mer
y entreront pour une bonne part, parce qu'ils ren-
ferment des iodures, des chlorures et autres principes marins qui aident au traitement maritime. La
chair de poisson de mer frais est du reste nutritive

et de digestion ordinairement facile. Les mollusques sont d'un bon usage, particulièrement les huîtres crues, si faciles à digérer; les moules le sont beaucoup moins et ne conviennent pas à certains estomacs chez lesquels elles provoquent de la diarrhée, des coliques, des vomissements et des crampes. Les crustacés, tels que les crevettes, écrevisses, crabes, homards, langoustes, sont riches en iode et en principes maritimes, mais leur chair est dure et serrée et cause de fréquentes indigestions; il faut en user modérément. Pour toutes ces choses on consultera l'estomac souvent capricieux comme un enfant gâté qu'il faut essayer d'amener au bien par la douceur et les ménagements.

Tel est le genre de vie que nous conseillons de faire suivre aux enfants au bord de la mer : vie de retrempement physique et moral dans cette immense source de jeunesse qui s'appelle l'Océan. Nous n'insisterons pas davantage ; les donneurs d'avis doivent être brefs et il suffit d'indiquer une ligne de conduite que chacun modifie, suivant les circonstances et les individus.

CONCLUSION.

—

Que faut-il conclure de cette étude ? C'est que si les enfants des classes aisées sont débiles, lymphatiques et atteints de rachitisme ou de scrofule, cela tient le plus souvent à la négligence des parents qui n'usent pas à temps du traitement maritime, d'autant plus efficace dans ces affections qu'il est appliqué plus tôt et qu'il s'attaque à la diathèse avant ses déterminations locales. Il importerait donc d'envoyer les malades à la mer dès le début, avant même l'apparition du mal.

Pour les enfants des classes pauvres, il ne faut pas non plus les laisser périr et les priver d'un si grand bienfait. C'est là une question d'humanité et d'intérêt social dont on faciliterait la solution en procurant à ces enfants les moyens d'aller se régénérer aux souffles de la mer ; on créerait pour cela des hôpitaux et des asiles le long de nos plages. Il en existe déjà un à Berck-sur-Mer, près Boulogne, qui réunit plus de quatre cents petits malheureux de Paris. Grandiose et magnifique, il domine la Manche, vis-à-vis des côtes anglaises, comme un éclatant témoignage de la charité française. Ce n'est point ainsi que nous demandons ces asiles; il ne s'agit pas d'établissements qui absorbent des millions rien que par leur construction et qui agglomèrent sur un même point un grand nombre de petits malades, mais de maisons simples et commodes multipliées autant qu'il est utile sur nos rivages, et placées à la portée des grands centres de population qui en ont le plus besoin. « L'enfance de l'homme, dit Michelet, comme celle des plantes et de toutes choses, a besoin de repos, d'air, de douce liberté. A la ville tout lui est contraire, nos mérites autant que nos vices. Tout semblerait combiné pour étouffer les enfants. Il faut couper court à cela. Il faut prévoir, il faut tirer l'enfant de ce milieu funeste, lui faire aspirer la vie dans les souffles de la mer. L'enfant malade y guérirait, l'enfant trouvé y grandirait. Affermi, fortifié, plus d'un y prendrait une vocation maritime; au lieu d'un ouvrier débile, d'un habitué d'hôpital, l'État aurait un robuste et hardi marin. »

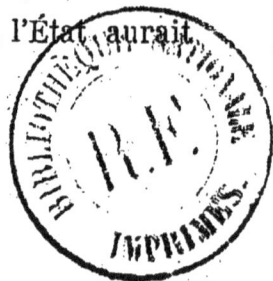

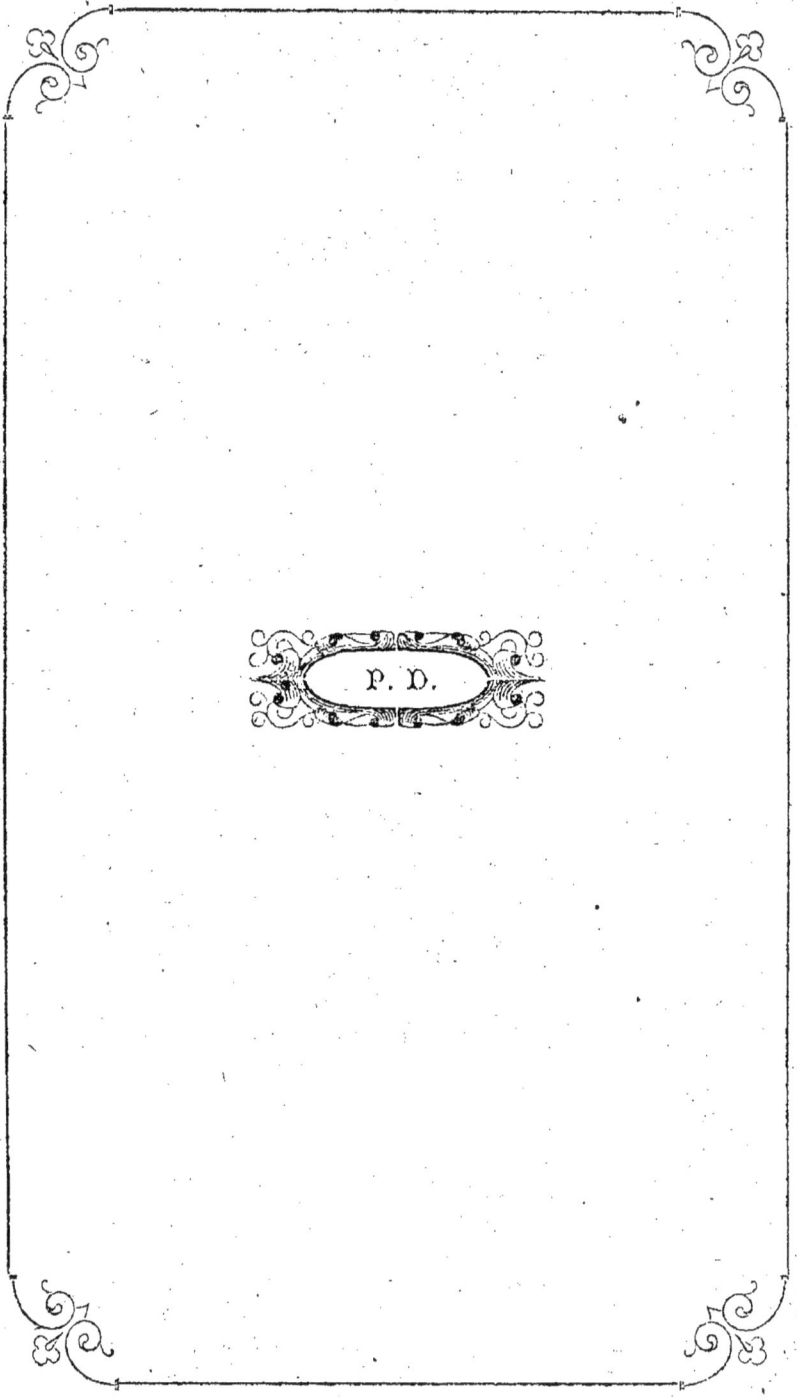

P. D.

28

www.ingramcontent.com/pod-product-compliance
Lightning Source LLC
Chambersburg PA
CBHW050539210326
41520CB00012B/2633